Jean BERNARD

Médecin des Hôpitaux d'Amiens

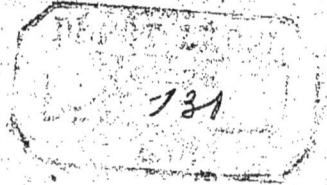

LA

CURE PRATIQUE

DE LA

Tuberculose Pulmonaire

en Picardie

PARIS

A. MALOINE, ÉDITEUR

23-25, rue de l'École-de-Médecine

—

1901

LA

CURE PRATIQUE

DE LA

Tuberculose Pulmonaire

EN PICARDIE

LA CURE PRATIQUE DE LA TUBERCULOSE

EN PICARDIE

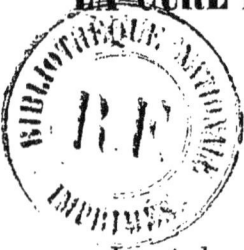

La tuberculose est aujourd'hui une question d'actualité.

Sa nature nous a été démontrée par les découvertes pasteuriennes. Son traitement et sa guérison sont encore pour beaucoup, chose nouvelle et peu connue.

A cette œuvre de vulgarisation, entreprise actuellement par tous et de tous côtés, je voudrais, en ces quelques pages, payer mon tribut. Trop heureux, si je puis faire comprendre à ceux qui sont indemnes, la manière d'éviter la contamination et aux malades la nécessité de se soigner, quand et comme il le faut. A mes confrères, enfin, je rappellerai les règles de ce nouveau traitement, en me basant sur ce que j'ai pu, depuis trois ans, observer dans notre région.

Trois phrases résument ce travail :

La tuberculose est la maladie la plus répandue.

Elle est contagieuse, donc évitable

Elle est curable; et chacun de nous a intérêt à ce que tous les tuberculeux soient soignés et guéris.

Si nous étions tous convaincus de ces trois vérités, la lutte que la société commence à engager contre cette maladie serait rendue bien facile.

MORTALITÉ PAR TUBERCULOSE

La tuberculose est aujourd'hui le plus grand fléau de l'humanité.

Elle enlève à elle seule quatre fois et demie autant de malades que la scarlatine, la variole, la fièvre typhoïde et la diphtérie réunies.

Seuls, le choléra ou la peste pouvaient lui être comparés, avant que la science nous eût appris à éviter leurs terribles visites. Encore leur champ d'action est-il toujours limité, tandis qu'il n'est aucune région où la tuberculose ne règne en permanence. La régularité avec laquelle elle frappe, l'universalité de son domaine, qui devraient nous effrayer, nous empêchent au contraire de nous en émouvoir.

Les progrès de la civilisation, bien loin de diminuer le nombre de ses victimes, n'ont fait que l'augmenter. Ils ont amené la centralisation à outrance et avec elle l'abandon des campagnes, l'entassement dans des logis insalubres, les fatigues physiques et souvent la misère.

Chaque année la tuberculose tue en France 150.000 personnes, la population de Rouen ! et nous coûte ainsi plus de morts que la guerre de 1870

A Amiens, la statistique que j'ai faite à l'hôpital, pendant plusieurs années, montre que chez les fiévreux, il y a eu un tuberculeux sur quatre malades. Encore faut-il ajouter qu'ils ont occupé constamment plus du tiers des lits.

Si on consulte les statistiques municipales, on voit qu'un sixième des décès environ est dû à la tuberculose. Mais, en réalité, cette liste doit être augmentée d'une grande partie des morts inscrits sous d'autres rubriques : scrofule, méningite des sujets âgés de moins de vingt ans, mal de Pott, convulsions, bronchites chroniques (sauf chez le vieillard). On en arrive alors à cette conclusion qu'à *Amiens un habitant sur cinq meurt tuberculeux*.

Ces chiffres concordent d'ailleurs avec ceux qui ont été publiés par la commission extra-parlementaire de la tuberculose. En France, la mortalité due à cette affection est de un sur six. Les campagnes étant moins contaminées, on trouve comme ici dans les grandes villes un décès sur cinq dû à la tuberculose.

LA TUBERCULOSE EST CONTAGIEUSE

ET ÉVITABLE

Ces chiffres doivent nous sembler d'autant plus graves, que la *tuberculose est contagieuse*. Il dépendrait donc exclusivement de notre volonté de faire diminuer son empire, comme l'humanité l'a déjà fait pour la lèpre, la peste...

D'autre part, chacun de nous a intérêt à savoir comment on devient tuberculeux; à prendre et à faire prendre autour de lui les mesures d'hygiène nécessaires.

I

NATURE DE LA MALADIE

Dès l'antiquité la plus reculée, l'observation populaire avait reconnu la réalité de la contagion.

Au xviiie siècle, dans tous les pays méridionaux, cette doctrine s'était conservée. En Provence, comme à Naples et en Portugal, on brûlait tout ce qui avait appartenu au tuberculeux.

On avait devancé la loi sur la déclaration des maladies contagieuses et épidémiques, puisqu'en

1782 une ordonnance napolitaine punissait de l'amende et même du bannissement le médecin qui n'avait pas dénoncé les phtisiques.

Mais ces notions étaient oubliées complètement, quand, en 1865, Villemin fit à l'Académie de médecine une communication sur la contagion de la tuberculose et montra qu'avec des crachats desséchés et pulvérisés, il est facile d'infecter des animaux.

Les études de Pasteur sur la nature des maladies contagieuses vinrent à l'appui de la doctrine de Villemin quand, en 1882, Koch découvrit le bacille qui porte son nom.

Dès lors, la contagiosité de la tuberculose n'est plus une doctrine mais un fait certain : ce qui la rend parfois difficile à prouver, c'est que la durée de l'incubation peut être longue et que le bacille peut sommeiller dans l'organisme. — « Non seu-
« lement la phtisie est contagieuse, mais à moins
« d'admettre la formation spontanée du bacille,
« nous devons nier la phtisie spontanée. Toute
« tuberculose naît d'une autre tuberculose comme
« l'enfant naît de la mère. Un organisme n'est
« infecté par le bacille tuberculeux qu'à la condi-
« tion d'avoir emprunté le bacille à un autre
« organisme. » (Grancher.)

Cette contagion est facilitée par le fait que le bacille de Koch est le plus résistant de tous les germes morbides. La dessication, la putréfaction, l'humidité, la chaleur sèche (même quelques minutes à 100°) ne le tuent pas ! La congélation et la salaison respectent sa virulence. Abandonné à lui-même, il est dangereux pendant plusieurs mois. Même après sa mort, il provoque des lésions de tuberculose localisée.

Voyons donc par quelles voies il pénètre dans l'organisme et quelles sont les causes qui favorisent son développement .

II

COMMENT SE FAIT L'INFECTION

I° VOIE RESPIRATOIRE

C'est surtout par le poumon que le bacille de Koch envahit l'organisme.

Comment s'en étonner ; les bacilles se trouvent par milliards dans les crachats des tuberculeux. Songez, d'autre part, au nombre énorme de malades qui, chaque jour, au mépris de l'hygiène et de la propreté, crachent à terre ou dans leurs mouchoirs, semant au souffle du vent le germe de leur maladie.

L'air expiré par le phtisique ne contient pas de germes et s'il n'en est pas de même des gouttelettes de salive qu'il expulse en toussant, c'est là une cause d'infection négligeable en comparaison de celle que nous venons de signaler. Si bien que l'on peut dire que *le phtisique n'est dangereux pour les autres que par sa faute et parce qu'il néglige l'usage du crachoir*.

Encore faut-il que celui-ci soit commode, qu'il ne réponde pas à la définition classique « petit meuble autour duquel on crache. » Il contiendra un liquide antiseptique ou de l'eau tout au moins, pour empêcher la dessication du crachat au lieu du sable ou de la sciure de bois qui le rendent plus dangereux. Que dire d'un hôpital que j'ai connu, où les crachoirs étaient placés sur les poêles afin d'activer la réduction en poussière des crachats des malades !

On trouve actuellement dans le commerce plusieurs crachoirs d'appartement assez pratiques. Le meilleur, à notre avis, est celui qui est en tôle émaillée. Il a la forme d'une tasse recouverte d'un entonnoir mobile qui permet de le nettoyer facilement. Il est solide, dissimule l'aspect peu agréable des crachats et enfin ne permet pas aux mouches de transporter l'infection.

Mais le phtisique qui sort doit en outre avoir un crachoir de poche. Ce sont de petits flacons en verre bleu, munis d'un couvercle que l'on peut ouvrir d'une main et d'un entonnoir comme celui des encriers dits « inversables ». Autant que possible, le fond du crachoir de poche doit pouvoir s'ouvrir pour faciliter le nettoyage de l'appareil.

Chaque jour on stérilisera le crachoir et son contenu par une ébullition d'une demi-heure dans de l'eau additionnée de carbonate de soude (1).

Pour éviter aussi de soulever des poussières bacillifères, la chambre du phtisique, vide de tous rideaux, tapis,. ou meubles inutiles, qui seraient « des nids à microbes » doit être essuyée au linge humide et non balayée et cirée.

Etant donné le nombre énorme de tuberculeux que nous coudoyons chaque jour, les précautions que nous venons d'énoncer pour les crachoirs et le balayage devraient être de rigueur dans tous les milieux collectifs (salles d'attente, wagons, tramways, écoles, théâtres, églises, postes...)

Enfin les mouchoirs ou les linges souillés par le malade devront être bouillis avant d'être lavés ou manipulés : c'est le seul moyen de ne pas répandre dans l'atmosphère des poussières virulentes.

2" VOIE DIGESTIVE

Je n'insisterai pas sur la contamination des aliments par des mains malpropres et je me bornerai seulement à examiner le rôle de la *viande* et du *lait*.

LA VIANDE de l'animal tuberculeux peut contenir des bacilles.

Toutefois, ceux-ci sont assez rares chez le

(1) Si l'ébullition est impossible, on peut faire jeter les crachats dans les fosses d'aisance, si elles sont étanches. En ce cas, les fermentations auront vite fait de supprimer leur virulence. Sous aucun prétexte on ne les laissera jeter à la rivière ou sur le fumier.

bœuf quand il ne s'agit pas de tuberculose généralisée avec maigreur. La surveillance des vétérinaires d'abattoir permettrait donc de négliger cette cause d'infection. Le danger vient en réalité des tueries de campagne qui sont jusqu'ici soustraites à toute inspection : et c'est là que le propriétaire qui se défie d'un animal le fait toujours abattre.

Le porc et la chèvre sont plus rarement tuberculeux ; mais chez eux comme chez l'homme, la maladie s'accompagne souvent d'infection musculaire.

Les risques de contagion sont donc beaucoup plus grands, la surveillance devrait être bien plus sévère, et pourtant comme le faisait remarquer M. Nocard, ces cas ne sont visés par aucun article de la loi sur la police sanitaire des animaux.

Les poules qui, sur le fumier, à la campagne, picorent les crachats bacillifères peuvent être atteintes de la maladie et on a trouvé des pâtés de foie gras qui, au microscope, contenaient des milliards de bacilles.

Le lait est un des agents les plus puissants de tuberculose intestinale. Certaines observations ont à ce point de vue la rigueur de véritables expériences. Le docteur Ollivier a rapporté le fait d'un couvent où pendant le séjour d'une vache laitière tuberculeuse dans l'étable de la maison, six jeunes filles bien portantes et exemptes de toute tare héréditaire, furent atteintes de tuberculose à forme pulmonaire, méningée et péritonéale.

Le lait est d'autant plus dangereux que chez

l'enfant il est pris en grande quantité : les bacilles sont donc absorbés en nombre. D'autre part, la résistance à l'infection est bien moindre chez l'enfant que chez l'adulte.

Toutefois, il ne suffit pas qu'une vache soit tuberculeuse pour que son lait soit virulent. Il ne l'est, pratiquement, que quand il y a de la tuberculose de la mamelle, affection relativement rare. Il est alors extrêmement dangereux et l'addition du lait de vaches saines n'a d'autre effet que de rendre virulent tout le mélange.

Si donc on peut considérer comme bon le lait de toute vache qui n'a aucun signe clinique de mammite bacillaire, *on ne doit jamais consommer le lait que l'on achète qu'après l'avoir fait bouillir.* L'enfant digère d'ailleurs le lait bouilli aussi facilement que le lait cru.

Le beurre et le fromage faits avec des laits contaminés contiennent aussi des microbes : mais on les absorbe en trop petite quantité pour qu'ils soient dangereux.

Il n'en est pas de même des sous-produits des fabriques de beurre ou de fromage qui servent le plus souvent à l'alimentation des animaux, et que certaines personnes absorbent dans un but thérapeutique ? (cure de petit lait). Il est certain qu'il y a grande imprudence à les utiliser sans les avoir fait bouillir. Du reste, c'est ainsi que s'explique la fréquence de la tuberculose chez le veau et le porc nourris avec ce petit lait.

3° VOIE SOUS-CUTANÉE

La contagion *par voie sous-cutanée* est indiscutable mais exceptionnelle. Elle détermine plutôt des tuberculoses externes sans tendances à la généralisation.

III

CAUSES PRÉDISPOSANTES

Nous avons vu quelle était la fréquence du bacille de Koch dans les poussières qui nous environnent ; comment il pénétrait en notre organisme par le poumon et par le tube digestif.

Pourquoi donc ne sommes-nous pas tous tuberculeux ?

C'est qu'il ne suffit nullement pour cela que la *graine* de la maladie ait été semée, encore faut-il qu'elle rencontre un *terrain* favorable. Nous avons en nos tissus une police vigilante faite par les globules blancs. Dès que l'ennemi est signalé, ceux-ci se précipitent sur lui, et si les bacilles ne sont pas trop nombreux ou trop virulents, ils sont absorbés et digérés à notre insu. Pour que le bacille de Koch arrive à triompher, il faut qu'il nous surprenne en état de moindre résistance. Voyons ensemble quelles sont les causes adjuvantes qui peuvent favoriser son évolution,

1° HÉRÉDITÉ. — J'ai volontairement laissé de côté jusqu'ici la question de *l'hérédité* : c'est qu'en effet cette théorie ancienne a perdu tout le terrain que gagnait chaque jour la doctrine de la contagion.

C'est un fait bien connu que la tuberculose est d'autant moins fréquente qu'on se rapproche davantage du moment de la naissance. Sur 100 enfants morts avant un an, on n'en trouve que 3 1/2 °/₀ atteints de cette maladie : de 1 à 2 ans il y en a un sur trois ! Elle est si rare chez les nouveaux-nés que pendant longtemps l'hérédité de graine a été absolument niée. « La vérité, comme le disait « Peter, c'est qu'on ne naît pas tuberculeux, mais « tuberculisable. Celui qui sera tuberculeux naît « avec une faiblesse qui le prédispose au déve- « loppement du tubercule. »

L'hérédité ainsi envisagée n'est plus que la première des causes prédisposantes. Elle n'est plus fatale, et il suffit de mettre l'enfant dans de bonnes conditions hygiéniques pour le soustraire à sa puissance.

2° L'ALCOOLISME mérite aussi une place à part dans la genèse de cette maladie. Dans nos pays, il atteint même les femmes et a l'importance d'un vrai fléau social. « La phtisie se prend sur le zinc », disait Hayem d'une façon pittoresque.

La France est actuellement, avec la Belgique, *le pays où l'on boit le plus d'alcool*. Encore, l'alcoolisme ne fait-il qu'augmenter chez nous tandis qu'il est en décroissance dans tout le reste de l'Europe.

Dans le département de la Somme, chaque habitant boit en moyenne 18 litres d'alcool pur à 100°. Si l'on tient compte de ce que les femmes et les enfants boivent beaucoup moins que les hommes, on voit à quel chiffre doivent arriver les adultes surtout dans les villes où le cabaret affiche à chaque pas sa tentation trop souvent irrésistible.

Faut-il répéter ici que l'alcool n'est pas un aliment, qu'il ne donne ni force ni chaleur et que l'excitation momentanée qu'il procure est suivie rapidement de dépression et d'abaissement de la température. Faut-il redire qu'il sclérose, qu'il vieillit tous nos tissus et spécialement notre foie, notre rein, notre cœur et notre cerveau ?

Son influence est telle qu'un pharmacien de Beauvais, secrétaire du comité d'hygiène de cette ville, M. Baudran, a pu établir une proportion entre le chiffre moyen d'alcool consommé par habitant et la mortalité moyenne par tuberculose.

	Litres d'alcool pur à 100°
30-40 décès pour 10.000 habitants.	12 47
40-50 — —	14 72
50-60 — —	15 21
60-70 — —	16 36
70-80 — —	17 16
90 et au-dessus.	50 70

L'alcool n'agit pas seulement sur celui qui le boit (80 °/₀ des tuberculeux sont alcooliques), mais les descendants paient la faute paternelle. Comme le disait le bon Amyot : « L'ivrogne n'engendre rien qui vaille » et trop souvent, la tuberculose infantile frappe et éteint les familles des alcooliques.

3° MALADIES INFECTIEUSES. — Parmi les autres causes prédisposantes, je citerai *toutes les maladies infectieuses* ou diathésiques et spécialement celles qui atteignent les organes de la respiration ou de la digestion.

4° Le TRAUMATISME, en diminuant la résistance, ouvre une porte à l'infection : la tuberculose est fréquente chez les marins du Rhône qui appuient sans cesse leur gaffe contre le sommet de la poitrine.

5° Les FATIGUES PHYSIQUES agissent dans le même sens. Quand, il y a quelques années, on changea les appareils des pompiers de Paris, on rendit ainsi plus pénible le service qu'ils devaient fournir. On vit alors la tuberculose devenir infiniment plus meurtrière dans ce régiment d'élite. Il a suffi de faire cesser le surmenage pour voir tomber le nombre des malades.

A côté de la MISÈRE dont l'effet est trop facile à comprendre, il faut réserver une place spéciale à la *densité de la population*. Il existe, aussi bien pour les divers quartiers de Paris, que pour les diverses capitales entre elles, une proportion constante entre le nombre des phtisiques et celui des logements surpeuplés. On ne saurait s'en étonner : l'homme respire environ dix mètres cubes par heure. Qu'au lieu d'un air pur, il n'ait à sa disposition que de l'air « ruminé » privé d'une partie de son oxygène, chargé d'acide carbonique toxique et d'autres produits virulents éliminés par la respiration et son organisme insuffisamment nourri se montrera moins résistant.

En résumé : la contagion de la tuberculose nous apparaît comme un phénomène complexe.

Toute tuberculose est *due à un bacille*. Nous avons donc tous un intérêt social et individuel à ce que les tuberculeux rationnellement soignés ne sèment pas les germes de leur maladie.

Mais le rôle du *terrain* est aussi important. Pour que le bacille se développe, il faut que l'organisme avec lequel il est en contact soit dans un état d'infériorité permanente ou passagère ; ou que les microbes soient particulièrement nombreux ou virulents. L'hérédité n'agit le plus souvent que comme cause prédisposante.

LA TUBERCULOSE EST GUÉRISSABLE

De même que nous avons vu qu'il ne suffisait pas de respirer ou d'avaler un bacille pour être tuberculeux, il ne faut pas voir dans tout tuberculeux un condamné à mort.

La tuberculose est « *la plus curable des maladies* ». Toutes ses formes peuvent guérir et à toutes les périodes. Souvent même elle reste ignorée du sujet qui en est porteur. Chaque médecin connaît un certain nombre de guérisons indiscutables. Les autopsies faites dans les hospices de vieillards montrent quatre-vingt fois pour cent des cicatrices de lésions tuberculeuses guéries.

On ne saurait s'en étonner puisque la lésion primitive causée par le bacille de Koch, *le tubercule*, *tend à la guérison spontanée*. Quand un microbe ayant forcé les défenses de la porte et pénétré dans le courant sanguin, vient à s'arrêter quelque part, il ne tarde pas à être environné de plusieurs rangées de globules blancs, ces défenseurs mobiles, les gendarmes de l'organisme ; autour de ceux-ci, le tissu conjonctif s'hypertrophie et forme une barrière protectrice : c'est le tubercule. Puis, le tissu conjonctif s'insinue peu à peu de la périphérie au centre, entre les cellules qu'il remplace par du tissu de cicatrice. Pendant ce

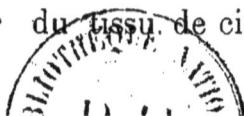

temps, les cellules centrales, victimes de leur devoir, meurent empoisonnées par les bacilles qu'elles ont absorbés. Elles se ramollissent et sont emportées dans le torrent de la circulation avec les poisons, les toxines secretées par le bacille. Vainqueurs et vaincus disparaissent ainsi et laissent à leur place du tissu scléreux : c'est la guérison.

Quand la maladie triomphe, c'est que les tubercules sont assez nombreux pour que les poisons élaborés dans chacun d'eux produisent l'empoisonnement de l'organisme.

D'autres fois, trop proches les uns des autres, ils forment par leur réunion des cavernes et amènent la destruction de parties considérables de tissu pulmonaire.

Dans cette lutte intime **comment la médecine peut-elle intervenir?**

Le remède spécifique de la phtisie celui qui agirait par une action propre sur le bacille n'existe pas encore: substances chimiques, toxines et cultures microbiennes n'ont donné que des espoirs bientôt déçus.

Mais depuis déjà plusieurs années, un mode de traitement est apparu. Il demande la guérison à une hygiène sévère qui fortifie l'organisme et l'aide à triompher du bacille.

Les résultats sont tels aujourd'hui que partout les riches vont demander la guérison aux établis-

sements où l'on suit la *cure hygiénique d'air*, de
repos et de *suralimentation*. A l'étranger, les
Compagnies d'assurance sur la vie entretiennent
des sanatoria et y trouvent leur bénéfice.

Nous allons étudier rapidement :

— *Quels sont les suspects et que faire chez eux
pour éviter la maladie ?*

— *Comment faire le diagnostic précoce de la
tuberculose ?*

— *En quoi consistera le traitement hygiénique
et médicamenteux du tuberculeux.*

I

HYGIÈNE DU PRÉDISPOSÉ

Il est des sujets qui sont dès leur enfance
voués à la tuberculose.

Comme nous l'avons vu plus haut, les enfants
de tuberculeux, s'ils n'héritent pas de la graine,
apportent en naissant un terrain particulièrement
favorable.

Il en est de même des enfants d'intoxiqués par
l'alcool, le plomb ou la syphilis.

La bacillose fait aussi de nombreuses victimes
parmi les enfants mis en nourrice. Ils sont élevés
au biberon — à tube, presque toujours — mal
alimentés et mal soignés le plus souvent.

Peut-être enfin, ceux dont les parents présentent le type vénitien doivent-ils nous sembler suspects.

— Mais certains **signes extérieurs** doivent attirer notre attention quand on nous amène un sujet et nous engager à le surveiller de près.

Chez l'enfant bien portant, la *poitrine* est presque cylindrique. Le prédisposé a un thorax étroit, aplati d'avant en arrière ; souvent la peau est fine et peu doublée de graisse, les veines apparentes sous forme d'un lacis bleuâtre ; les cils sont longs et donnent au regard une expression de douceur remarquable, les cheveux sont fins mais collés au crâne.

L'adulte vigoureux a un périmètre thoracique plus grand au niveau des aisselles qu'à celui de l'appendice xyphoïde, et égal au moins à la moitié de la taille. Rappelons qu'en général, le *poids* en kilogrammes ne doit pas être inférieur de plus de 7 à 8 kil. aux deux décimales de la taille.

Je signale pour mémoire le fin liseré rougeâtre que Thomson signale à l'union de la gencive et de la dent chez les tuberculeux comme chez certaines femmes enceintes. Ribard dit aussi avoir remarqué souvent chez les prédisposés des arborisations arté-rielles formant une tache permanente sur la sclé-rotique.

Chez tous ces malades, nous nous défierons toujours de la tuberculose.

Toute fatigue, quelle qu'elle soit, toute maladie

infectieuse (et spécialement la coqueluche et la rougeole) peut lui servir de point de départ. Chez eux, un rhume qui dure plus de trois semaines devra toujours éveiller notre défiance.

Le bacille est sans cesse autour d'eux, dans les poussières qu'ils inhalent; souvent, il est déjà dans la place à notre insu, sommeillant en apparence, mais n'attendant qu'une défaillance de l'organisme pour l'envahir en entier.

Comment l'aiderons-nous à se défendre ?

La vie *à la campagne* diminuera les chances d'infection et augmentera la résistance de l'individu. On sait quel puissant coup de fouet on peut attendre pour la nutrition d'un séjour suffisamment prolongé au bord de la *mer* et surtout sur les plages de sable de notre région. Le seul reproche que l'on puisse leur adresser, c'est d'être trop excitantes pour certains sujets nerveux qu'il faut alors installer à une certaine distance de la mer : avec cette précaution, l'air de la mer peut être presque toujours bien supporté. — La montagne serait aussi très indiquée.

La *suralimentation*, l'arsenic et l'huile de foie de morue augmenteront les réserves de l'organisme.

Des *exercices respiratoires modérés* et fréquents (voir plus loin) faciliteront l'ampliation du thorax.

Enfin, le médecin n'oubliera pas combien tout obstacle dans les voies aériennes supérieures — déviation de la cloison, hypertrophie d'un cornet, hypertrophie adénoïdienne — peut exercer une action fâcheuse sur le développement de l'enfant.

II

SIGNES DE DÉBUT

Pour guérir beaucoup de malades, pour les guérir rapidement, il faut dépister la tuberculose dès son début. Car la première attaque de la maladie n'est presque jamais mortelle, la seconde est toujours beaucoup plus grave.

Quand, malgré le régime fortifiant que nous avons donné à nos prédisposés, nous les voyons *maigrir* et surtout maigrir d'une façon continue ; quand, sans cause appréciable, ils cessent de manger ou de digérer : défions-nous de la tuberculose.

D'autres fois, c'est une *jeune fille chlorotique*, mais chez qui le fer et le repos n'ont aucune action. Et je ferai remarquer ici l'importance que peut, dans certains cas douteux présenter la cessation de la menstruation. Brusque et irrégulière dans la chlorose vraie, elle s'établit peu à peu dans la tuberculose mais d'une façon définitive tant qu'il ne se produit pas d'amélioration.

LES SIGNES PRÉMONITOIRES ont été décrits par Grancher : nous devons les rechercher avec attention.

On examinera le malade en ne laissant qu'un linge fin sur la poitrine et les mains appuyées sur un meuble à la hauteur des épaules.

On recherchera s'il y a de l'amaigrissement, si la palpation ne révèle pas à un sommet de l'augmentation des vibrations thoraciques. La percussion donnera plus tard de la sensation de résistance au doigt avec submatité et élévation de la tonalité.

L'auscultation sera faite avec minutie et pendant que le malade respirera la bouche ouverte.

L'*inspiration est rude et râpeuse* au sommet d'un poumon, son timbre devient grave comme celui de l'expiration. Bientôt celle-ci se modifie à son tour, elle devient prolongée en même temps que son timbre s'élève. *Les rapports normaux des deux temps respiratoires sont ainsi renversés, comme timbre et durée.*

On fera ensuite tousser le malade et on notera si il y a du *retentissement* de la voix. Parfois aussi, à l'inspiration qui suit un accès de toux on constatera de fins *craquements*.

Souvent aussi des poussées de température que rien n'explique, une légère albuminurie, des sueurs nocturnes, ou une hémoptysie viendront donner un nouvel appui au diagnostic.

La *présence des bacilles dans les crachats est un signe que nous ne devons jamais attendre :* il indique en effet que déjà les tubercules se sont ramollis, la tuberculose est ouverte.

C'est tout au début qu'il est important de faire le diagnostic et d'instituer le traitement. Mieux vaut d'ailleurs faire reposer un individu douteux qu'attendre une certitude contrôlée au microscope et que le malade paiera sinon de sa vie du moins de longs mois de traitement.

J'ai suivi dans les mêmes conditions deux frères dont l'un s'est soigné dès le début tandis que l'autre a voulu lutter pendant six mois et continuer sa vie de chaque jour. Au bout de trois mois, le premier était guéri absolument et reprenait ses occupations, pendant que le second se traite depuis deux ans et n'est pas encore tiré d'affaire.

Sitôt notre diagnostic posé, il faut le communiquer au malade et à son entourage. A moins qu'il ne s'agisse d'un malheureux phtisique condamné dans notre esprit pour lequel le mensonge est un devoir, le tuberculeux a le droit d'attendre de nous la vérité. Elle seule lui donnera le courage de se soigner et la chance de se guérir.

J'insiste à dessein sur cette règle de conduite admise aujourd'hui par tous les phtisiologues et que si souvent encore nous hésitons à suivre par un sentiment de pitié mal comprise.

C'est par notre faute que le public croit que la tuberculose est incurable : si nous n'attendions pas que le malade soit perdu pour avouer la vérité à sa famille, le tuberculeux au début comprendrait que sa guérison est dans sa main, qu'elle dépend presqu'exclusivement de sa volonté et de son obéissance.

III

TRAITEMENT DE LA TUBERCULOSE

Tout le monde est d'accord aujourd'hui pour reconnaître que le seul traitement réellement efficace de la tuberculose est celui que Brehmer et les Allemands ont appliqués à cette affection : le *traitement hygiéno diététique*, c'est-à-dire la cure d'*air*, de *repos* et de *suralimentation*.

On a renoncé à cette polypharmacie dont il était d'usage de surcharger l'estomac du malade pour chercher surtout à augmenter la résistance de l'individu.

On le place dans le milieu le plus favorable en lui donnant de l'*air* pur, ou tout au moins sans cesse renouvelé. L'air pur excite l'appétit, calme la fièvre, fait disparaître les sueurs et évite les infections secondaires.

Par *le repos dans la position allongée*, on réduit au minimum les dépenses de forces, on facilite en même temps l'ampliation de la poitrine pendant l'inspiration.

Enfin la *suralimentation* augmente les réserves en caloriques de l'individu et l'aide dans la lutte contre le parasite envahisseur.

Ce traitement est théoriquement admis sans conteste aujourd'hui, par presque tous les méde-

cins. Mais le plus souvent à la ville il n'est pas mis
en pratique ; il n'est suivi qu'exceptionnellement à
la campagne.

Nous allons rapidement passer en revue chacun
des éléments qui le constituent et consacrerons
quelques lignes au traitement pharmaceutique.

I° CURE HYGIÉNIQUE

1) CURE D'AIR. — C'est elle qui soulève le plus
d'objections. Est-elle applicable en Picardie ? Il faut
répondre sans hésiter : oui.

*Il n'y a pas de climats spéciaux pour la guérison
de la tuberculose* et les sanatoria allemands donnent
à peu près tous le même résultat, qu'ils soient éta-
blis dans la montagne ou au niveau de la mer
comme celui de Brême. Il n'y a qu'une contre
indication : ce sont les brusques variations de
température et elles n'existent pas ici. L'état hygro-
métrique de l'air n'a qu'une importance relative.
J'ai vu déjà un nombre suffisant de tuberculeux
suivre ce traitement dans la région pour reconnaître qu'il n'offre en général pas d'inconvénients.

Les médecins des hôpitaux de Paris ont partagé
cette opinion, puisque c'est à quelques kilomètres
de Clermont que l'on a construit le sanatorium
parisien d'Angicourt.

On tâchera de donner au malade *l'air le plus
pur qu'il sera possible.* On l'installera à la campagne, sur une hauteur, à cause du brouillard,

dans un jardin où des arbres le protégeront du vent.

Nous verrons plus loin les indications de l'envoi du malade dans une station d'altitude.

La cure à l'air libre aura lieu jour et nuit.

Mais pour être innocente, elle exige certaines précautions.

On choisira une chambre bien ensoleillée, (orientée au sud ou au couchant) et dans laquelle autant que possible le malade couchera seul. Elle devra être assez vaste pour que le lit ne soit pas trop rapproché de la fenêtre, ni dans le courant d'air qui s'établit entre celle-ci et la cheminée. Jamais, en nos pays, la fenêtre ne sera grande ouverte pendant la nuit, sans que l'air ne soit tamisé par les persiennes ou un store qui empêche le refroidissement par radiation. Au début du traitement, on n'ouvrira qu'avec précaution et les rideaux fermés pourront encore ralentir le renouvellement de l'air. On n'oubliera pas, d'ailleurs, qu'en cas de froids intenses il est indiqué de chauffer la chambre du malade.

Pendant le jour la cure d'air se fera dans le jardin si le malade en possède un. On fera alors construire, adossée à un mur ou à la maison et bien orientée (sud, sud-ouest) une sorte de galerie de cure. Elle devra avoir au moins 3 mètres de long sur 2m50 ou 3 m. de large. Elle est fermée de deux ou trois côtés et des stores de toile permettent en outre de se défendre de la pluie, du soleil ou du

vent. Les photographies reproduites ici représentent deux abris construits dans ces conditions.
L'exposition de la maison nous a obligé de placer
le premier au bout du jardin. Quant au second,
il consiste seulement en une large vérandah
vitrée adossée à l'habitation et que l'on peut

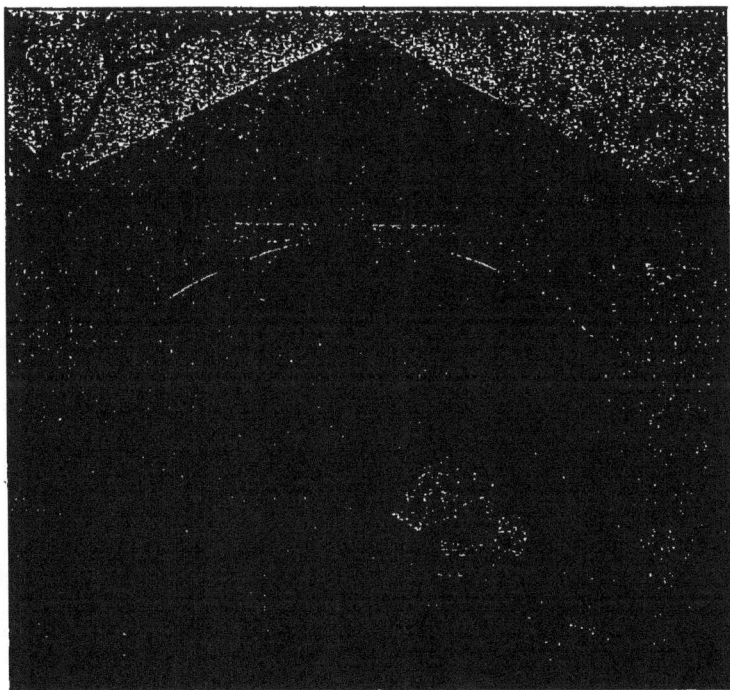

couvrir avec des paillassons. Il est préférable de
faire faire un plancher sur le sol pour éviter
l'humidité, si l'on ne veut pas exhausser le niveau
de l'abri et le recouvrir d'une couche épaisse de
mâche fer.

Les malades restent dans la galerie de cure
quand elle est bien construite et bien orientée une

grande partie de la journée, même par la pluie et les temps brumeux. En hiver, en général, de dix heures du matin à trois ou quatre heures du soir. Je ne fais d'exception que pour les brouillards épais et je préfère alors les laisser dans leur chambre avec fenêtres ouvertes.

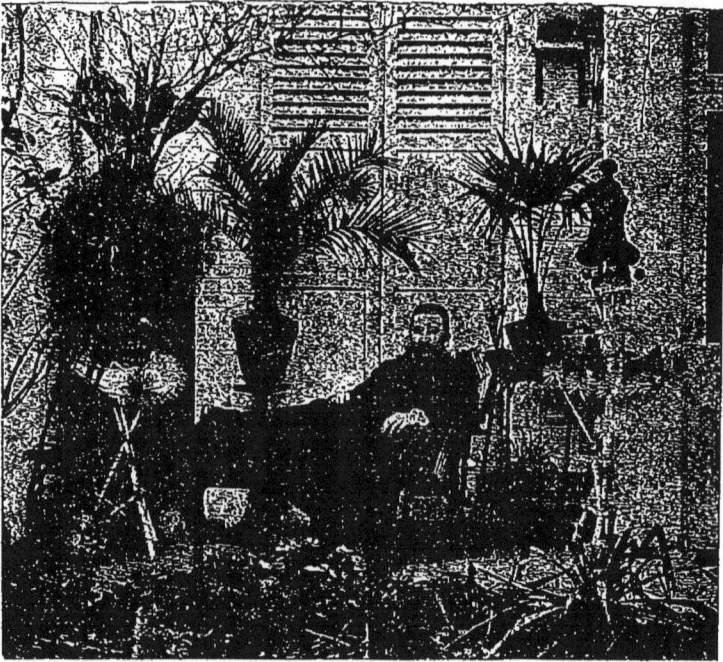

Ils doivent toujours avoir une bouillotte aux pieds et être enveloppés de couvertures chaudes.

Si le malade n'a pas de jardin et est obligé d'habiter la ville, c'est à la cure en chambre qu'il faut encore avoir recours. On pourrait alors la compléter à l'aide d'une chaise-longue pliante et d'une guérite de bain de mer dans laquelle on abriterait le buste du malade. En laissant les deux objets en dépôt près d'une promenade tranquille, le malade pourrait réaliser ainsi une suffisante cure d'air.

J'insiste sur la guérite ou l'abri, le tuberculeux qui fait sa cure doit en effet *redouter à l'égal des refroidissements, les rayons directs du soleil;* son tronc doit toujours être protégé et l'ombrelle doublée est le minimum nécessaire.

2) CURE DE REPOS. — *La cure de repos* est le complément de la cure d'air.

Repos physique d'abord, étendu sur une chaise longue (1) le malade respire plus profondément et mieux qu'en toute autre position (2). Il supporte plus facilement l'abaissement de la température extérieure. Enfin, il réduit au minimum ses dépenses physiques.

Les **dépenses intellectuelles** seront chez lui pour la même raison aussi faibles que possible.

Des distractions non fatigantes sont utiles, mais en général on peut dire qu'une heure de prome-

(1) Nous recommandons le type de chaise longue en rotin à dossier mobile que l'on trouve partout. On la complète par un matelas en balle d'avoine ou en varech.

(2) Peut-être aussi dans la position allongée consomme-t-il moins d'oxygène tout en faisant respirer d'une façon plus uniforme toutes les parties de son poumon. Si l'on admet la théorie de la tuberculose telle qu'elle vient d'être exposée par M. Robin, qui voit dans le phtisique un organisme qui respire trop, ce serait une explication de l'influence du repos. On expliquerait aussi l'action de l'altitude par la diminution même de l'oxygène et non par l'augmentation de globules rouges qu'elle amène rapidement.

nade et une heure de travail intellectuel représentent la dose suffisante à notre avis.

Encore faut-il se souvenir que *tout tuberculeux qui a plus de 37°* (1), qui même a une différence de plus de 1° entre sa température du matin et celle du soir doit rester *au lit.*

Il n'oubliera pas dans les promenades qu'on lui permettra que jamais il ne doit atteindre la dose de fatigue, qu'il ne doit pas se mettre en moiteur, ni s'arrêter sans se couvrir d'un manteau : qu'enfin si au retour d'une promenade il constate que sa température s'élève de plus de 1°, il doit rester au repos le lendemain.

3) La suralimentation est le troisième élément du traitement.

Le malade mangera ce qu'il voudra, pourvu qu'il mange abondamment, les aliments gras étant recommandés. Mais les plats doivent varier avec les préférences, l'état des malades et la tolérance plus ou moins grande de leur estomac.

La bière ou l'eau rougie sont permises. Le champagne coupé d'eau est une boisson fort agréable, mais je ne crois pas utile de donner de l'alcool au tuberculeux. Tout au plus lui permettrai-je, le soir une cuillerée à soupe de cognac dans du lait

(1) Nous ne parlons ici que des températures buccales ou axillaires. Elles donnent des renseignements un peu différents de ceux que l'on obtient dans le rectum, mais ils sont pratiquement suffisants.

chaud. Je n'excepterai de cette règle que le fébri-
citant qui s'alimente insuffisamment.

La suralimentation se fera à l'aide du *lait* dont le
malade prendra un demi à un litre par jour; des
œufs qui seront absorbés dans le lait ou gobés à la
fin du repas et enfin de la *viande crue*. Tous ces
aliments doivent être pris en supplément et après
absorption de la ration alimentaire normale.

Je crois la viande crue très préférable aux diverses
poudres de viande et voici une manière de la pré-
parer qui est en général acceptée de ceux qui
refusent les boulettes de viande crue. Après avoir
râpé avec un couteau le morceau de viande perpen-
diculairement aux fibres, on le passe dans un tamis
de fil de fer. On obtient ainsi une sorte de purée que
l'on verse dans du bouillon ou du tapioca chaud.

Parfois il arrive que le tube digestif fatigué proteste énergiquement. Le lait, les œufs, et la viande
crue soutiendront alors le malade en réduisant au
minimum le travail de l'estomac.

J'ai obtenu souvent de bons résultats dans ces cas
en instituant le régime lacto-végétarien et en
y joignant des poudres alcalines à assez haute
dose.

4) DISCIPLINE. — Mais on n'oubliera pas que le
gros obstacle du traitement hygiénique à domicile
c'est qu'il exige une surveillance plus attentive de la
part du médecin, une obéissance plus stricte et
une confiance plus grande de la part du malade.

En outre de la triple cure hygiénique que nous avons décrite, le malade apprendra de nous à *respirer* par le nez. On lui fera faire une fois par heure, environ, une série de trois ou quatre grandes inspirations suivies d'expiration forcée. Celles-ci seront utilement complétées par des *exercices de gymnastique respiratoire* (élévation des bras sans flexion, ou renversement du tronc en arrière).

On ne les permettra qu'aux malades peu atteints et chez qui l'on n'a pas à redouter de provoquer une hémoptysie, en modifiant brusquement leur régime respiratoire.

On enseignera au tuberculeux à se servir constamment et proprement du crachoir et à redouter le crachat « source de contamination pour lui « quand il le déglutit, comme pour les autres « quand il le sème autour de lui. »

Il faut faire plus et lui apprendre à *ne plus tousser* ou du moins à ne se permettre que la toux utile, je veux dire celle qui, par une simple secousse, amène un crachat. Souvent une petite gorgée de liquide froid aide puissamment à arrêter une quinte. « Un phtisique bien élevé, dit Dettweiler, ne doit pas plus tousser, qu'on ne se gratte en société à la moindre démangeaison. » Nous avons vu dans le premier chapitre quelles précautions on devrait prendre pour désinfecter linges et crachats et pour réduire au minimum les dangers de contamination.

Les *frictions au gant de crin* ou au linge rude

faites d'abord sèches, puis avec de l'alcool, auront
pour effet d'endurcir la peau et de l'accoutumer à
résister au froid. Elles diminueront aussi la pro-
duction des sueurs.

Enfin par la *thermométrie biquotidienne* et par
la *pesée bi-mensuelle* on pourra se rendre compte
de la marche de la maladie.

5°) SANATORIUM. — Quels malades faut-il envoyer
dans les *sanatoria* ?

En tant qu'établissement fermé, le sanatorium
est utile aux isolés, à ceux qui n'ont pas
auprès d'eux une femme, une fille ou sœur qui les
aidera dans leur cure, leur donnera les soins affec-
tueux indispensables et les empêchera de se laisser
aller au découragement.

Il faut encore le recommander aux malades peu
dociles. Tous d'ailleurs acquerront par un séjour
de quelques mois au sanatorium cette discipline
exacte que nous aurons beaucoup plus de peine à
leur inculquer dans nos visites toujours rapides.

— Comme cure d'altitude, il est indiqué, je
crois, à deux catégories très différentes.

D'abord les *emphysémateux*. J'ai remarqué que
ceux-ci ne peuvent que très difficilement suivre à
Amiens le régime de la cure à l'air libre. Ils font
souvent des poussées de bronchite aiguë, toujours
complice de la tuberculose. Ils se portent au contraire remarquablement dans les stations élevées
(Leysin par exemple).

D'autres fois, on trouve des malades chez qui la cure d'air dans nos pays avait d'abord semblé réussir, puis la marche en arrière de la maladie s'arrête : l'expectoration reste aussi abondante, l'appétit diminue, bien que depuis plusieurs mois ils n'aient pas de poussées aiguës. Le coup de fouet intense que donne à l'organisme le séjour à une haute altitude peut alors être très efficace.

J'ai vu l'an dernier une malade qui avait été envoyée à Arcachon pour une poussée aiguë, à la suite d'une pleurésie. Elle y est restée deux ans, puis, ne gagnant plus rien, vient passer un été dans la région où son appétit reprend un peu et l'expectoration diminue légèrement. Elle est à Leysin depuis dix-huit mois et est en voie d'amélioration très grande.

Hors ces cas limités, je crois que la *guérison peut être poursuivie avec des chances de succès à peu près égales dans nos climats*, à condition de chercher une maison située hors de la ville, bien exposée, abritée du vent et du brouillard.

Le malade qui sera atteint d'une poussée aiguë, qui ne cédera pas à la cure d'air pratiquée ici, et dont les lésions seront déjà assez avancées pour qu'on puisse craindre chez lui l'influence néfaste du coup de fouet de l'altitude, pourra avec avantage être envoyé dans le Midi. Nous préférons alors Arcachon à la Côte d'azur. Celle-ci a l'immense inconvénient d'offrir au coucher du soleil un refroidissement brusque d'une dizaine de degrés, qui est le plus souvent mortel pour le tuberculeux surpris hors de chez lui.

Ajouterai-je que le mélange d'une population mondaine venue pour s'amuser est une tentation, un exemple dangereux pour celui dont toutes les forces ne doivent tendre qu'à un seul but : guérir.

En résumé, voici qu'elle devra être, à notre avis, la conduite du médecin de nos pays qui aura constaté chez un de ses clients aisés des signes de tuberculose hors les cas visés ci-dessus :

Le prévenir avec précaution, en lui faisant comprendre que sa guérison dépend de son énergie seule.

Lui faire immédiatement abandonner plaisirs et travail et l'installer dans un air pur, à la campagne, et si possible sur une hauteur, à cause des brouillards si fréquents dans la région.

Lui faire suivre la triple cure hygiénique d'air, de repos et de suralimentation.

2. DURÉE DU TRAITEMENT, RÉSULTATS

Pour donner des résultats, ce traitement doit être suivi rigoureusement et exige une patience et une volonté infinies, aussi bien de la part du médecin que de celle du malade.

Pour guérir il faut d'abord le vouloir et tous les faibles, tous ceux dont le moral fléchit sont fatalement des sacrifiés.

Le malade ne doit reprendre sa vie antérieure que petit à petit et quand il est complètement guéri. Une imprudence, une fatigue exagérée peuvent pendant longtemps amener une rechute et se paient de longs mois de traitement.

Je soignais depuis quinze mois un étudiant en médecine sérieusement atteint au sommet gauche, il était cliniquement presque guéri au mois de juin dernier et je lui avais fait entrevoir la possibilité de reprendre ses études en novembre. Au mois d'août, il prend sur lui de remplacer un confrère. Pendant trois jours très chauds, il roule en voiture découverte, le tronc exposé au soleil. Le troisième jour, il se couchait avec une poussée congestive dans le côté droit. Nous luttons depuis huit mois pour réparer cette imprudence : il ne reste rien à gauche, mais les traces de la seconde poussée subsistent encore.

Par contre, si le traitement a été institué dès le début, les résultats peuvent être remarquables. Le frère du malade que je viens de citer et qui a été soigné dès les apparitions des premiers symptômes a guéri complètement en trois mois.

Le malade couché sous la vérandah que représente la seconde photographie pesait, le 15 avril 1900, 57 kilogs ; le 1er mars 1901, il atteignait 87 kilogs. Il a donc, en moins d'un an, augmenté de plus de la moitié de son poids. Il était déjà à la seconde période et présentait même au milieu du poumon un gros souffle presque caverneux, mais que je crois dû à la compression d'une bronche par un ganglion. Le souffle a presque disparu, et le malade ne crache plus qu'un peu le matin au réveil (1).

La petite jeune fille représentée sur la première photographie était atteinte d'une forme maligne, puisqu'elle a eu de la tuberculose pulmonaire, des lésions cutanées et qu'elle a encore une coxalgie. Elle passa un hiver à Arcachon et depuis deux ans elle a pu faire sa cure d'air en Picardie. Elle va actuellement beaucoup mieux, elle est presque absolument guérie au point que j'espère pouvoir l'été prochain l'envoyer à Berck.

Rappellerai-je ici les statistiques de tous les sanatoria ?

Elles donnent de 34 à 40 p. 100 de guérison. Si on joint aux malades guéris ceux qui sont assez améliorés pour reprendre leur vie habituelle, on arrive au chiffre de 75 à 80 p. 100.

A ceux qui croiraient ces chiffres exagérés, je rappellerai qu'en Allemagne toutes les Compagnies d'assurance contre l'invalidité subventionnent des sanatoria et trouvent un bénéfice pécuniaire à faire guérir leurs assurés tuberculeux.

Il est certain aujourd'hui que *la tuberculose diagnostiquée au début et soignée sérieusement guérit huit fois sur dix.*

---

(1) Depuis que ces lignes ont été écrites j'ai vu un malade qui a gagné à la campagne 12 livres en 6 semaines.

3. TRAITEMENT PHARMACEUTIQUE

L'*huile de foie de morue* agit plutôt comme un aliment que comme une drogue (peut-être parce qu'elle est rarement pure), aussi ne faudra-t-il la prescrire que si elle est bien tolérée par le malade. On la fera prendre immédiatement avant le repas, en commençant par une cuillerée à café pour arriver à quatre et huit cuillerées à soupe. On pourra l'aromatiser en ajoutant à chaque litre soixante-quinze gouttes d'essence d'Eucalyptus. S'il arrive des vomissements ou des troubles dyspeptiques, si elle empêche le malade de manger, on n'insistera pas.

J'ai retiré d'assez bons résultats de l'*arsenic* sous forme de cacodylate de soude. Jamais je n'ai vu, avec des doses ne dépassant pas 0,05 par jour, de poussées congestives du côté du poumon, et il est en général bien toléré par l'intestin. Son action sur la nutrition m'a parfois semblé remarquable et j'ai vu des malades dont l'appétit augmentait notablement pendant qu'ils usaient de ce médicament. Son usage ne devra pas être continu et on laissera reposer le malade dix jours par mois.

La potion *chloro bromo iodée*, de Potain, servira utilement à combattre la déminéralisation de l'organisme tuberculeux.

Chlorure de sodium . . . . 10 gr.

Bromure de sodium . . . . 5 gr.

Iodure de sodium. . . . . 1 gr. 50

Eau . . . . 100 gr.

Une cuillerée à café à chaque repas.

Je ne crois pas utile de donner régulièrement d'autres médicaments réputés spécifiques de la tuberculose.

Tout au plus, chez les malades qui ont des SÉCRÉTIONS BRONCHIQUES TRÈS ABONDANTES, donnerai-je du *phosphate de créosote*, ou de gaïacol (0 gr. 60 par jour) qui n'irrite pas l'estomac.

On peut aussi chez eux faire des injections intra trachéales d'*huile d'olive gaïacolée mentholée*. Mais encore je ne conseillerai l'emploi de cette méthode que si le médecin traitant peut l'appliquer lui-même ; c'est-à-dire s'il sait — à défaut du laryngoscope — se guider sur l'index enfoncé jusqu'à l'épiglotte pour introduire la seringue. Chez au moins un malade sur deux la chose est possible en faisant respirer largement le patient.

La TOUX que le malade peut d'ailleurs retenir souvent en avalant une petite gorgée de liquide froid sera combattue par une potion au sirop de *codéine* à prendre par cuillerées. Le tuberculeux doit arriver à supprimer entièrement les quintes et à ne se permettre que la toux utile, celle qui amène immédiatement un crachat.

Les SUEURS abondantes qui ne cèdent ni à la cure

d'air ni aux frictions à l'alcool seront justiciables de l'atropine et·du *tannin* que l'on a donné aussi comme spécifique de la tuberculose.

· Quant à la FIÈVRE elle est directement combattue par la cure d'air et de repos. — Tout malade fébrile sera *alité* et privé du droit de circuler tant qu'il y aura plus de un degré entre sa température du matin et celle du soir.

Quant à l'HÉMOPTYSIE, qui produit sur l'esprit du malade un effet si terrifiant, elle n'a le plus souvent pas de gravité en elle-même, du moins aux premières périodes. Elle s'arrête presque seule et n'aggrave pas le pronostic. L'ergotine, le repos absolu et le silence, la glace en viendront facilement à bout.

IV. LA GUÉRISON DE LA TUBERCULOSE

AU POINT DE VUE SOCIAL

SANATORIUM POPULAIRE A AMIENS

Nous avons montré que la tuberculose est une maladie *contagieuse* et *curable*.

De ces deux notions découle naturellement cette conclusion : que la société et l'individu ont intérêt à ce que soient soignés et guéris tous les tuberculeux.

Il est facile de comprendre quelle économie de vies et d'argent on pourrait faire en appliquant le traitement hygiénique de la phtisie. C'est aussi la meilleure manière de combattre la diffusion de la tuberculose : la prophylaxie négative, celle qui cherche seulement à empêcher les bacilles d'arriver jusqu'à nous, ne donnera jamais les mêmes résultats que celle qui détruit la source même des microbes en guérissant le phtisique.

J'ai laissé volontairement de côté jusqu'ici la question de l'humanité : est-il admissible qu'il faille diviser la phtisie en deux classes : celle du riche qui peut guérir, celle du pauvre qui est toujours mortelle.

Voyons donc :

Ce qui a été fait pour le phtisique pauvre à l'étranger et en France ;

Ce qui existe à Amiens ;

Ce qui devrait exister.

I

LE TUBERCULEUX PAUVRE A L'ÉTRANGER

ET EN FRANCE

La Suisse est la patrie du sanatorium ; elle a su en comprendre l'importance sociale et a, la première, ouvert des établissements de cure pour les indigents. En 1891, Berne célébrait le sixième anniversaire de sa fondation en élevant pour les tuberculeux pauvres *l'hôpital du Centenaire*. Il a été entièrement construit par la charité privée. Bâle, Glaris, Zurich,... suivent cet exemple et toutes les villes importantes de la Suisse ont (au moins en construction) un établissement pour la « guérison des maladies des poumons ». La caisse nationale des phtisiques pauvres est le lien de tous ces efforts isolés et en opère la centralisation.

L'Allemagne a suivi cet exemple et possède actuellement 3.000 lits de tuberculeux. Comme le montraient si bien les cartes et les statistiques de la dernière exposition (palais des Congrès) les sanatoria se multiplient chaque jour.

Ce mouvement est encouragé par un comité

central qui siège à Berlin sous la présidence du grand Chancelier de l'Empire. La solution a été rendue plus facile par *l'existence des assurances ouvrières*.

Tout ouvrier est légalement tenu de contracter une triple assurance dont les frais sont payés en partie par lui, en partie par le patron : assurance contre les accidents, caisse de secours pour les maladies, assurance contre l'invalidité et la vieillesse.

L'expérience leur ayant prouvé qu'il était plus économique de payer au tuberculeux dès le début de sa maladie, le traitement au sanatorium qui le guérira, que de lui donner plus tard une rente pour mourir, les assurances subventionnent ou font construire des sanatoria.

Il y a plus : pour décider les chefs de famille à se faire soigner à temps, elles donnent des secours à leurs femmes et à leurs enfants. Malgré ces frais, elles réalisent ainsi d'importantes économies.

Les résultats publiés par la Compagnie hanséatique d'assurances sont d'ailleurs fort encourageants. 478 malades, ayant séjourné douze à quatorze semaines dans les sanatoria, en étant sortis depuis plus d'un an, ont été examinés au point de vue de la capacité au travail. La capacité existe pleinement et on peut prévoir qu'elle se maintiendra telle chez 35,3%. Capacité entière actuellement, mais douteuse pour la suite chez 43,3 %. Chez 17,9 % elle ne permet que les travaux légers; l'incapacité est absolue chez 5, 4 °/₀.

L'*Angleterre*, l'*Amérique* possèdent quelques établissements de même genre.

En *Russie*, le Tzar a donné un million et demi et une superbe propriété.

En *Suède*, en *Hollande*, en *Danemark*, au *Canada*, à *Vienne* le même mouvement de charité se produit en faveur du tuberculeux.

En France, un seul sanatorium officiel existe pour les tuberculeux: celui d'*Angicourt*, construit par l'assistance publique, parisienne. Il est ouvert depuis deux mois !

Depuis huit mois fonctionne à la *Hauteville en Bugey* un sanatorium pour les Lyonnais indigents, dû entièrement à l'initiative privée.

De toutes parts, depuis deux ans, des Comités se sont formés pour créer dans chaque grande ville une œuvre analogue: à Paris, au Havre, à Rouen, à Orléans, ils sont sur le point d'aboutir.

J'ai passé sous silence les œuvres admirables existant depuis longtemps déjà pour les enfants: Ormesson, Villiers pour les garçons. Villepinte et Champrosay pour les filles, abritent près de sept cents malades.

Mais elles ne s'adressent pas aux adultes qui pourtant représentent au point de vue social un capital bien autrement important.

Au point de vue charité, peut-on admettre aussi que la vie du père qui soutient la famille est moins intéressante que celle de ses enfants ? Et pourtant jusqu'ici on n'avait rien fait pour les tuberculeux.

LE TUBERCULEUX PAUVRE A AMIENS

Un mouvement unanime se dessine en ce moment en faveur du tuberculeux pauvre : il faudrait y associer notre région.

La loi sur l'assistance médicale (15 juillet 1853) met l'Etat et la commune dans l'obligation de donner à l'indigent les soins dont il a besoin et qu'il ne peut se procurer. En réalité ils ne font rien pour le tuberculeux.

Tant qu'il peut travailler, tant qu'on pourrait facilement le guérir, on lui refuse l'entrée de l'hôpital encombré d'autres malades. Ce n'est qu'au moment des poussées aiguës que nous lui ouvrons nos portes, jusqu'à ce qu'il vienne, après quelques chutes suivies de relèvements partiels, demander à notre humanité le lit pour mourir que nous ne pouvons lui refuser. Et pourtant ils occupent à peu près constamment le tiers des lits des malades !

A l'hôpital, il ne trouve aucune des conditions qui peuvent le guérir, et il est un danger pour les voisins.

Presqu'*aucun hôpital n'est aménagé pour soigner*

les tuberculeux (1). Comme l'écrivait Grancher (odyssée du physique pauvre) sur les hôpitaux de Paris, l'aération est insuffisante : comment ouvrir les fenêtres quand il y a des rhumatisants ou des pneumoniques dans la salle ? Il n'y a ni jardin, ni galerie de cure pour abriter le tuberculeux contre les courants d'air, le soleil ou la pluie.

Le repos est sans cesse troublé par le voisinage des autres malades toujours trop nombreux dans la salle.

L'alimentation est peu variée : le malade reçoit des aliments froids et est condamné à manger sur son lit : la promiscuité de l'assiette avec le crachoir et l'urinoir achève de dégoûter son estomac déjà peu docile. Enfin, les règlements stricts des administrations ne permettent qu'une suralimentation restreinte (2).

Enfin, *ils sont sans cesse exposés à contracter la maladie de leurs voisins.*

Le *phtisique est en outre un danger permanent pour ceux qui l'entourent.*

Les convalescents et les affaiblis sont un excellent terrain de culture pour les bacilles qu'il sème

(1) J'en excepte l'hôpital Boucicaut à Paris et les nouveaux bâtiments du Havre.

(2) En écrivant ces lignes, je tiens à déclarer hautement que je ne saurais rendre responsable les administrateurs de notre Hôtel-Dieu, d'un état de choses contre lequel la science actuelle proteste, mais qui se retrouve encore dans presque tous les hôpitaux, les nécessités budgétaires ne permettent malheureusement pas de réaliser toujours les réformes nécessaires.

en abondance autour de lui par ses crachats, par l'usage journalier de verres et d'assiettes communes et insuffisamment lavées, puisqu'elles ne sont pas désinfectées.

Enfin, comme nous le disions plus haut, il est absurde de dépenser de très fortes sommes en journées d'hôpital, quand *on réaliserait une importante économie et obtiendrait des résultats sociaux bien supérieurs en traitant rationnellement les tuberculeux.*

QUE FAUT-IL FAIRE ?

L'hôpital doit avoir des services spéciaux pour les tuberculeux, sur le modèle de ceux qui existent à Boucicaut ou au Hâvre. Le phtisique cessera ainsi d'être dangereux pour les autres et recevra les soins dont il a besoin. Mais ils devront être réservés aux moins curables, à ceux qui ne peuvent être envoyés à la campagne.

Aux tuberculeux au début il faut le *sanatorium.*

Nous savons déjà qu'il peut donner de bons résultats en nos pays. Il ne manque pas, dans notre région, d'emplacements pour en construire.

L'argument qu'on répète souvent qu'un sanatorium serait un foyer de contagion est contredit par l'expérience. Au voisinage d'un sanatorium bien tenu la phtisie diminue au lieu d'augmenter.

La cure hygiénique réussit d'autant mieux chez

l'ouvrier qu'il se tuberculise pour ainsi dire « par accident ». Mal logé, mal alimenté, travaillant avec excès, il guérit dès qu'on lui donne de meilleures conditions d'existence. Les sanatoria ouvriers allemands ne gardent les malades qu'une moyenne de trois mois et ont 32 0/0 de guérisons définitives et autant d'améliorations durables. Faut-il ajouter que le malade qui sort non guéri a appris à se soigner et saura n'être pas dangereux pour les autres. Un sanatorium de vingt lits verrait donc chaque année défiler quatre-vingt malades !

Il n'était pas admissible qu'Amiens seul restât étranger à ce grand mouvement de solidarité sociale et de charité qui agite aujourd'hui toute l'Europe.

En dehors de toute question politique, un comité d'étude s'est formé, il y a deux ans, pour créer un **sanatorium populaire en Picardie.**

Dès le début il a reçu l'appui de toutes les autorités du département et de la ville. Il a réuni les documents nécessaires et s'est assuré que l'œuvre était réalisable. Il doit prochainement demander au public de lui apporter dans une souscription publique les ressources qui lui sont nécessaires.

Les sympathies ne sauraient lui manquer, car aucune œuvre ne présente un intérêt plus grand pour la société et pour l'individu.

Ne l'oublions pas : *nous avons tous un intérêt personnel à ce que les tuberculeux soient soignés et guéris.* Moins ils sémeront autour d'eux de crachats bacillifères, moins aussi chacun des nôtres aura de chances de contracter la terrible maladie.

La tuberculose frappe aujourd'hui presque toutes, les familles sous une quelconque de ses formes ; pulmonaire, méningée, péritonéale.

Sachons rendre notre douleur féconde : elle peut être un mobile d'une puissante énergie si nous ne nous replions sur nous-mêmes. « *Miseraque ipsa, miseris succurrere disco.* » Nous ne saurions mieux honorer la mémoire des disparus qu'en nous unissant pour lutter contre cette maladie et donner à ceux qui en sont atteints le moyen d'en guérir.

Pour moi, je m'estimerai trop heureux si j'ai pu dans quelques pages contribuer à répandre, cette vérité que la phtisie est *contagieuse* et *curable*.

Quand tous nous en serons bien convaincus, les malades aisés suivront à temps le traitement nécessaire ; les malades pauvres trouveront bientôt le sanatorium qu'ils attendent. Dans notre pays où le sentiment de la charité et de la solidarité sociale est si vivant, on trouve toujours un concours actif et dévoué quand il s'agit des intérêts du pays et de l'humanité ; ce qui a manqué jusqu'ici ce n'est pas la générosité, c'est la foi dans la méthode.

Amiens. Mai 1901.

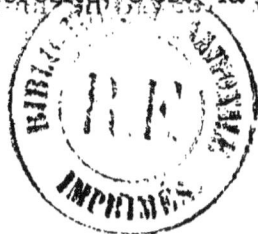

www.ingramcontent.com/pod-product-compliance
Lightning Source LLC
Chambersburg PA
CBHW050541210326
41520CB00012B/2673